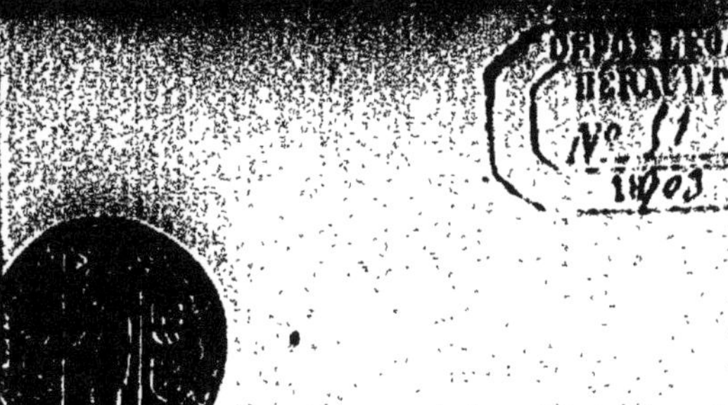

D^r J

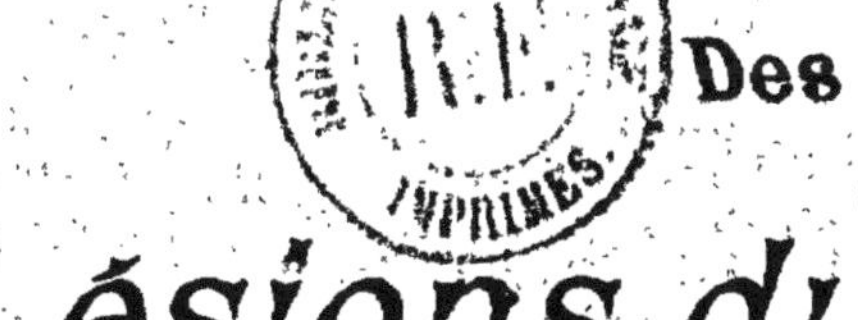

Des Lésions du Facial Au Cours de l'évidement Petro-Mastoïdien

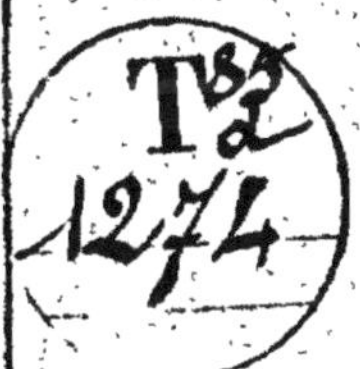

MONTPELLIER
G. FIRMIN, MONTANE ET SICARDI

DES

LÉSIONS DU FACIAL

AU COURS

DE L'ÉVIDEMENT PETRO-MASTOÏDIEN

PAR

Joseph RIGAL

DOCTEUR EN MÉDECINE

MONTPELLIER

IMPRIMERIE GUSTAVE FIRMIN, MONTANE ET SICARDI

Rue Ferdinand-Fabre et Quai du Verdanson

—

1903

PERSONNEL DE LA FACULTÉ

MM. MAIRET (✻) . . . . Doyen
FORGUE . . . . Assesseur

Professeurs

Clinique médicale	MM. GRASSET (✻).
Clinique chirurgicale.	TEDENAT.
Clinique obstétric. et gynécol	GRYNFELTT.
— — ch. du cours, M. Puech .	
Thérapeutique et matière médicale. . . .	HAMELIN (✻).
Clinique médicale	CARRIEU.
Clinique des maladies mentales et nerv.	MAIRET (✻).
Physique médicale.	IMBERT
Botanique et hist. nat. méd.	GRANEL.
Clinique chirurgicale.	FORGUE.
Clinique ophtalmologique.	TRUC.
Chimie médicale et Pharmacie	VILLE.
Physiologie.	HEDON.
Histologie	VIALLETON.
Pathologie interne.	DUCAMP.
Anatomie.	GILIS.
Opérations et appareils	ESTOR.
Microbiologie	RODET.
Médecine légale et toxicologie	SARDA.
Clinique des maladies des enfants	BAUMEL.
Anatomie pathologique	BOSC
Hygiène.	BERTIN-SANS.

Doyen honoraire : M. VIALLETON.
Professeurs honoraires :
MM. JAUMES, PAULET (O. ✻), E. BERTIN-SANS (✻)

Chargés de Cours complémentaires

Accouchements.	MM. PUECH, agrégé.
Clinique ann. des mal. syphil. et cutanées	BROUSSE, agrégé.
Clinique annexe des mal. des vieillards. .	VIRES, agrégé.
Pathologie externe	IMBERT L., agrégé.
Pathologie générale	RAYMOND, agrégé.

Agrégés en exercice

MM. BROUSSE	MM. VALLOIS	MM. IMBERT
RAUZIER	MOURET	VEDEL
MOITESSIER	GALAVIELLE	JEANBRAU
de ROUVILLE	RAYMOND	POUJOL
PUECH	VIRES	

M. H. GOT, *secrétaire.*

Examinateurs de la Thèse

MM. FORGUE, *président.*	MM. MOURET, *agrégé.*
ESTOR, *professeur.*	JEANBRAU, *agrégé.*

La Faculté de Médecine de Montpellier déclare que les opinions émises dans les Dissertations qui lui sont présentées doivent être considérées comme propres à leur auteur ; qu'elle n'entend leur donner ni approbation, ni improbation.

A MES PARENTS

A MES MAITRES

A MES AMIS

J. RIGAL.

A MON PRÉSIDENT DE THÈSE

MONSIEUR LE DOCTEUR E. FORGUE

PROFESSEUR DE CLINIQUE CHIRURGICALE

À LA FACULTÉ DE MÉDECINE DE MONTPELLIER

J. RIGAL.

INTRODUCTION

Nous avons eu l'occasion de voir, dans le service de M. le professeur Forgue, un cas de paralysie faciale dont l'étiologie présente un intérêt particulier : il s'agissait d'une jeune fille qui avait subi, pour une otorrhée ancienne, l'évidement pétro-mastoïdien. Immédiatement après l'opération, on constata que la moitié de la face correspondant au côté opéré était paralysée. Cette hémiplégie faciale dure depuis deux ans et semble s'améliorer sous l'influence du traitement électrique. La relation entre l'acte opératoire et la paralysie est évidente ; au cours de l'évidement pétro-mastoïdien, le nerf facial a été sectionné par le ciseau ou la curette.

A propos de ce fait, nous avons, s[illegible] conseil de notre maître M. le professeur Forgue, rech[illegible]s la littérature chirurgicale les cas similaires pour [illegible]er et en tirer un enseignement. Or, contrairement [illegible]e que nous avions pensé, les observations de paralysies faciales opératoires sont rares, et nous n'en avons réuni qu'un tout petit nombre.

Il semble cependant qu'aujourd'hui, où l'on traite toutes les otites suppurées par l'évidement pétro-mastoïdien, la lésion du facial, qui par une disposition malencontreuse traverse le rocher, soit un accident assez commun. Nous avons pu nous convaincre qu'il n'en est rien et nous croyons que cela tient à deux raisons très différentes : d'abord parce que les opérations malheureuses ne sont généralement pas publiées ; en second lieu, parce que l'évidement pétro-mastoïdien, s'il constitue une opération de pratique fréquente, est parfaitement réglé dans ses différents temps opératoires. Les travaux de Hartmann, Bezold, Zaufal, Stacke, Politzer, à l'étranger ; en France, de Duplay, Ricard, Broca, pour ne citer que les principaux, ont vulgarisé cette opération, qui paraît avoir été simplifiée autant qu'il est possible.

Nous n'avons donc pas la prétention, dans ce modeste travail, de reprendre toute la question et de répéter ce qu'ont dit des chirurgiens de grande valeur, dont l'expérience en otologie fait autorité. Nous avons seulement voulu, en rassemblant quelques faits de paralysies faciales d'origine opératoire, montrer quelle est leur évolution et quel traitement on doit mettre en œuvre. Si dans les ouvrages classiques de chirurgie on répète que tous les dangers de l'évidement pétreux sont : la blessure du sinus latéral, du nerf facial et l'ouverture du crâne, on ne trouve nulle part l'évolution des paralysies faciales. Notre thèse ne sera donc pas une superfétation.

Voici le plan que nous avons adopté :

Chapitre I. — Observations.
— II. — Etiologie et Pathogénie.
— III. — Etude clinique.
— IV. — Diagnostic et Pronostic.
— V. — Prophylaxie.
— VI. — Traitement.

Avant d'aborder notre sujet, qu'il nous soit permis d'exprimer notre reconnaissance à nos maîtres de la Faculté. Il en est parmi eux qui ont particulièrement droit à notre gratitude.

M. le professeur Granel nous a maintes fois témoigné sa

bienveillance, qu'il soit assuré de notre reconnaissance ; nous garderons de ce maître, estimé de tous, un précieux souvenir.

Nous ne saurions oublier le sympathique accueil que nous avons trouvé auprès de M. le professeur Carrieu, M. le professeur agrégé Mouret et de M. le professeur agrégé Jeanbrau, dont les conseils éclairés ont été pour nous d'un précieux secours.

Nous remercions M. le professeur Forgue de l'honneur qu'il nous fait en acceptant la présidence de cette thèse.

Nous remercions nos maîtres de la Trinité et tous ceux qui se sont intéressés à nous.

Enfin, il est particulièrement doux de penser à nos parents, à qui nous avons dédié ce modeste travail ; envers eux nous avons contracté une dette de reconnaissance que nous n'acquitterons jamais.

DES

LÉSIONS DU FACIAL

AU COURS

DE L'ÉVIDEMENT PÉTRO-MASTOÏDIEN

Observation Première

(Personnelle)

Paralysie faciale ancienne, consécutive à un évidement pétreux. — Amélioration par le traitement électrique.

Suzanne M.., de Luceran (Nice), salle J.-L. Petit, lit n° 23, service de M. le professeur Forgue.

Antécédents héréditaires. — Père et mère bien portants. Un frère bacillaire et deux autres frères en bonne santé.

Antécédents personnels. — Rougeole étant jeune ; palpitations de cœur entre 7 et 9 ans. Depuis l'âge de 12 ans a eu fréquemment des maux d'oreille avec écoulements intermittents du côté gauche.

Opérée à l'hôpital de Nice pour la première fois le 10 juin 1900. A subi une seconde opération dans ce même hôpital le 18 novembre 1901, c'est-à-dire un an et demi après.

C'est à la suite de cette deuxième opération que se produisit la paralysie faciale dont elle est encore atteinte. A la fin de l'opération, on s'aperçut que sa bouche était déviée à droite ; l'œil larmoyant, et la paupière supérieure ne parvenant pas au contact de la paupière inférieure, laissait à découvert le globe oculaire.

Sort de l'hôpital de Nice incomplètement guérie de son opération, et ne suit aucun traitement pour sa paralysie.

Entre à l'hôpital de Montpellier le 26 novembre 1902, son oreille continuant à suppurer.

Opérée le 4 décembre par M. Forgue, qui enlève un séquestre.

Actuellement (5 janvier 1903) la malade se trouve bien mieux, la suppuration de son oreille a beaucoup diminué, mais sa paralysie faciale persiste encore.

Voici ce que l'on constate à l'examen de la face : la bouche est déviée à droite, l'œil un peu larmoyant, la paupière supérieure se ferme incomplètement. La moitié gauche du front reste immobile. La malade ne peut siffler ni rire. Pas de troubles de la sensibilité, ni du côté de l'odorat, ni du côté du goût. Entend aussi bien d'un côté que de l'autre. Salive beaucoup et, quand elle mange, quelques parcelles d'aliments s'arrêtent dans la bouche du côté paralysé. Pas de troubles trophiques marqués.

L'examen électrique a été fait par le professeur Imbert : les orbiculaires des paupières et des lèvres sont un peu moins excitables à gauche qu'à droite, tant par les courants galvaniques que faradiques.

Les contractions de ces muscles sont un peu moins rapides à gauche. Il y a donc des traces de dégénérescence partielle. La contraction et l'excitabilité des masséters sont identiques des deux côtés.

Le traitement consiste en faradisation de la joue gauche, et haute fréquence en application directe.

10 mars 1903. — La paralysie paraît un peu modifiée par le traitement électrique. On peut noter une légère amélioration du côté des paupières, qui arrivent presque au

contact. De plus, la salivation paraît moindre et les aliments ne restent pas entre la joue et l'arcade dentaire. La bouche est cependant aussi déviée qu'auparavant.

Observation II

R. Stewart. — (Extrait du *The Brit. med. journal*, page 123, année 1898).

Paralysie faciale consécutive à un évidement pratiqué sur un rocher nécrosé.

J'ai soigné récemment une petite fille de 12 ans qui, cinq ans auparavant, était tombée d'une balançoire sur son oreille gauche. Lorsque je la vis pour la première fois, je constatai un épaississement si considérable de la portion osseuse postérieure du conduit auditif, que ce conduit était rétréci à tel point qu'il laissait passer à peine une sonde.

Sous le chloroforme, on retranche cette portion épaissie ; les cellules mastoïdiennes furent trouvées complètement sclérosées, rétrécies, le tissu osseux ayant subi l'ossification éburnée. De l'antre, il ne subsistait qu'un très petit espace, et ce dernier, ainsi que la cavité du tympan, était rempli de pus et de bourgeons granuleux. Le mur de séparation de l'oreille externe était plutôt nécrosé.

Malgré les précautions prises pour l'ablation de ces parties malades, le nerf facial fut lésé et une paralysie s'ensuivit.

La question se réduit à ceci : que devons-nous faire en pareille circonstance? Devons-nous laisser les granulations et les parties nécrosées en place et courir le risque d'une infection intra-crânienne? ou bien devons-nous enlever ces parties et risquer la blessure du facial ? A mon avis, c'est la dernière méthode qu'on doit suivre, le danger de l'infection intra-crânienne étant le plus grand. Cependant, ces blessures du facial entraînent des conséquences si étendues du côté de la vue, le goût, l'odorat, etc., que je serais heureux de constater dès aujourd'hui comment elles évoluent.

Observation III

(Clinique du docteur Castex)

Ce jeune homme de 16 ans, que je vous présente, portait une otorrhée droite ancienne ; un polype fut enlevé à la clinique et une périostite temporale se déclara.

Je me décidai à pratiquer l'évidement pétro-mastoïdien. Le conduit auditif et la caisse étaient bourrés de fongosités ; cholestéatome de l'antre. Les accidents persistant, je dus refaire un évidement et le facial fut sectionné, probablement en faisant sauter la paroi postérieure du conduit. La paralysie a guéri en l'espace d'un an.

Aujourd'hui le malade siffle, grimace des deux côtés, n'est plus gêné par les aliments qui, auparavant, s'accumulaient dans le vestibule de sa bouche. Il ferme bien les yeux. Pas d'hypéracousie douloureuse. La voix chuchotée est entendue à treize mètres.

L'examen électrique des nerfs et des muscles a été pratiqué. Il en résulte que la contraction faradique est un peu diminuée du côté malade, mais seulement de la zone correspondant au facial inférieur (joue). Le facial supérieur orbiculaire des paupières paraît indemne. La contraction galvanique est très peu diminuée à droite. Mêmes résultats pour les muscles. Ainsi, le pronostic est bon d'après l'électro-diagnostic comme d'après le diagnostic clinique simple.

Observation IV

(Obs. résumée, Thèse Malherbe)

Abcès mastoïdien avec séquestre consécutif à une otite moyenne chronique suppurée droite. — Evidement pétreux. — Paralysie consécutive.

La jeune M... Augustine, âgée de 10 ans 1/2, entre le 3 novembre 1891 à l'hôpital Bichat, salle Chassaignac, lit n° 31, service du professeur Terrier.

Antécédents héréditaires. — Père et mère bien portants. Un frère de 12 ans; sœur de 8 ans en bonne santé, n'ayant jamais présenté d'écoulements d'oreille, mais ayant eu des maux d'yeux.

Antécédents personnels. — Rougeole à quatre ans, puis gourme. A eu à droite du cou des abcès ganglionnaires, qui ont percé spontanément et dont on voit encore la cicatrice. Fièvre typhoïde à 7 ans. A la suite est survenu un écoulement fétide de l'oreille droite, écoulement qui a persisté depuis, ne cessant guère que pendant quelques jours. Pas de douleurs.

La malade se plaint depuis trois semaines de son oreille droite; elle accuse une douleur en arrière du conduit auditif. En même temps, l'écoulement d'oreille cessa brusquement. Ces douleurs étaient peu fortes; elles se manifestaient en travaillant par des maux de tête et des bourdonnements d'oreille. Depuis huit jours, les douleurs ont augmenté, empêchant la malade de dormir. Puis, il y a cinq jours, apparut un gonflement derrière l'oreille. Entre à l'hôpital le 3 novembre, l'opération est décidée.

Le 4 novembre 1894, on pratique l'évidement mastoïdien. Après incision des parties superficielles, l'oreille étant rabattue, on constate que la face externe de l'apophyse est largement ouverte dans une étendue d'un centimètre environ à partir de la moitié inférieure du conduit auditif. Cette ouverture à bords anfractueux met à nu les cellules mastoïdiennes inférieures qui sont détruites et remplacées par des fongosités saignantes et du pus. On curette soigneusement cette brèche osseuse dont se détache un séquestre assez volumineux ; puis on bouche avec une solution phéniquée forte.

On procède ensuite à l'évidement de l'antre au lieu d'élection.

Celui-ci est également agrandi et rempli de fongosités ; on réunit les deux brèches osseuses.

On fait tomber la paroi externe de l'additus et on curette la caisse, etc.

Suites opératoires. — Le lendemain de l'opération, la petite malade présente de la paralysie faciale légère : l'œil droit se ferme incomplètement et il y a un peu de larmoiement. La bouche est un peu déviée du côté opposé.

Le 7 décembre. — La paralysie faciale est examinée par le docteur Mally et voici les renseignements donnés :

La petite malade se présente à notre examen le 7 décembre avec une paralysie faciale complète du côté droit, l'œil larmoyant du côté droit, se fermant incomplètement lorsqu'on lui dit de fermer les deux yeux ; la moitié droite du front immobile, la bouche un peu asymétrique ne parvenant pas à siffler ni à faire la moue, l'aile du nez un peu abaissée et l'ouverture de la narine droite notablement plus étroite que la gauche. Pas de douleurs, pas de troubles de la sensibilité.

L'examen électrique indique une diminution de la contractilité électrique aux deux sortes de courant et non accompagnée de secousses lentes, ni d'inversion polaire, ce qui exclut l'idée de dégénérescence et qui permet de porter un pronostic favorable ; si le tronc facial avait été intéressé au cours de l'opération, la dégénérescence eût été fatale.

A partir de ce jour, le traitement électrique est institué ; deux fois par semaine la jeune malade se fait électriser.

Le 14. — On constate déjà une grande amélioration de la paralysie.

Le 29. — Une très grande amélioration dans l'état fonctionnel de la face est encore constatée. L'orbiculaire des yeux permet de fermer la paupière ; l'œil est encore larmoyant, le front se plisse avec assez de facilité, la bouche est encore un peu paresseuse.

Le 2 janvier 1895. — On observe une amélioration fonctionnelle encore plus marquée.

Le 12 janvier, la malade est guérie.

Observation V

(*Annales otol.*, 1898, tome XVIII)

Evidement pétro-mastoïdien suivi de parésie faciale et de paralysie tardive. Guérison.

Urbantschitsch, à la Société d'otologie du 30 novembre 1897, présente un malade, montré en juin 1896, à la première réunion des otologistes, pour une paralysie faciale totale développée à la suite d'un évidement pétro-mastoïdien, pour carie de l'oreille moyenne.

Pas de contraction de la face lors de l'opération, mais, le jour même, apparaît *une parésie* faciale qui, en l'espace de quelques semaines, dégénéra en paralysie complète et dura plusieurs mois. Au printemps 1897, la paralysie disparut.

Ce cas est analogue à celui que l'auteur présenta, il y a dix-huit mois, à la Société d'otologie autrichienne.

Observation VI

(Extr. thèse Delassaseigne, Paris, 1901)

Hôpital Saint-Antoine. — Service du Dr Lermoyez, octobre 188.

Homme 12 ans, chaudronnier.

Otite suppurée fongueuse depuis deux ans. Évidement pétro-mastoïdien. Paralysie faciale, le soir de l'opération, du même côté que l'oreille opérée. Électrisation pendant six semaines.

Guérison complète au bout de deux mois.

Observation VII

(Thèse Delassaseigne 1900)

Service du Dr Gougenheim 4 juin 1901.

Marie Ch..., 25 ans.

Otite chronique suppurée datant de cinq mois. Chloroformisation, curetage de la caisse, paralysie faciale immédiate. A persisté trois semaines et *a guéri* après trois séances d'électrisation. Nous avons revu la malade longtemps après l'accident. La symétrie du visage est parfaite.

ÉTIOLOGIE ET PATHOGÉNIE

La caisse du tympan et les cavités mastoïdiennes communiquent entre elles par l'*aditus ad antrum.* Elles sont incomplètement séparées en haut, et totalement en bas dans les deux tiers inférieurs, par une lame osseuse, compacte, qui forme à la fois la paroi postérieure du conduit auditif externe et celle de la caisse.

Les rapports intimes de ces deux cavités nous expliquent la pathogénie de certaines affections communes à cette région. Il arrive fréquemment que les lésions de l'oreille moyenne gagnent de proche en proche les cellules mastoïdiennes et que l'abcès intra-mastoïdien complique l'otite suppurée. Que faire en présence de cet abcès? Une règle chirurgicale enseigne que tout abcès doit être ouvert; les collections purulentes de l'oreille n'échapperont pas à cette règle. Ici peut-être, plus que partout ailleurs, il faut agir et agir promptement. Le pus n'ayant aucune issue, stagne dans l'antre et les cellules mastoïdiennes se nécrosent. Alors le foyer purulent s'agrandit, et si on n'intervient, le malade se trouve exposé aux plus graves complications : paralysies faciales, ouverture du pus dans les sinus, etc., etc.

Pour éviter ces complications, il faut ouvrir largement, cureter et nettoyer les anfractuosités de la mastoïde dans lesquelles se cachent les suppurations de l'oreille moyenne. L'évidement pétro-mastoïdien permet d'atteindre ce résultat.

Cette opération comporte de sérieuses difficultés ; elle doit être conduite avec beaucoup de méthode et de prudence, si on ne veut pas s'exposer à léser certains organes importants. Trois organes sont à éviter : le sinus, le canal demi-circulaire transverse et le facial. C'est de cette dernière complication que nous voulons nous occuper.

Une étude rapide du facial dans son trajet intra-pétreux, et de ses rapports anatomiques, nous expliquera *pourquoi* ce nerf peut être lésé. Nous montrerons en second lieu, dans les descriptions des différents temps de l'opération, *comment* et à quel moment on risque de le blesser. Nous étudierons enfin les diverses *lésions du nerf* consécutives aux traumatismes opératoires.

I. — Anatomie du facial. Son trajet. Ses rapports dans le rocher. — Le facial, à sa sortie du bulbe, se porte vers le conduit auditif interne qu'il parcourt dans toute son étendue ; de là, il s'engage dans l'aqueduc de Fallope. Il suit toutes les inflexions de ce tunnel osseux jusqu'au trou stylo-mastoïdien.

Le facial présente, dans l'aqueduc de Fallope, deux coudes et trois portions déterminées par ces coudes :

a) Une première portion horizontale et antéro-postérieure, longue de 3 à 5 centimètres, allant du fond du conduit auditif interne au premier coude.

b) Une deuxième portion transversale et légèrement oblique en bas, comprise entre les deux coudes et mesurant de dix à douze millimètres de longueur.

c) La troisième portion se dirige verticalement en bas

et s'étend du deuxième coude au trou stylo-mastoïdien. Elle mesure, comme la précédente, 10 à 11 millimètres.

C'est à la deuxième portion de l'aqueduc de Fallope que commencent les rapports qui nous intéressent. Elle correspond à la paroi postéro-interne de l'oreille moyenne ; elle n'est séparée de la caisse que par une lamelle osseuse, mince et transparente, de deux millimètres. Cette dernière peut même faire défaut, et, dans ce cas, le contenu de l'aqueduc n'est plus séparé de la caisse du tympan que par l'épaisseur d'une fibro-muqueuse. La distance qui sépare le facial de la surface de l'os est ici de 15 millimètres, d'après Noltenius.

Le facial, continuant son trajet horizontal, passe au-dessous du seuil de l'aditus, protégé seulement par une lamelle parfois très mince. A ce niveau, il se coude et traverse cette cloison osseuse qui sépare incomplètement en haut la caisse et les cellules mastoïdiennes, et que Gelle a appelé « massif osseux du facial ». Après l'avoir parcouru de dedans en dehors et de haut en bas, le facial se dirige vers le trou stylo-mastoïdien.

L'épaisseur de la lame osseuse qui forme les parois postérieures du conduit et de la caisse tout à la fois, est très inégale. Souvent, du côté mastoïdien, la lame osseuse compacte est à nu sur une assez grande étendue, et l'on voit le canal de Fallope saillant de ce côté au milieu de larges cellules, communiquant avec l'antre agrandi. Cette variété anatomique nous expliquera certaines complications.

Rapports de l'antre et du facial. — L'apophyse mastoïde est creusée à sa base de cellules de nombre et de situation très variables. Il en est une cependant à peu près constante : l'antre. Sa profondeur varie avec l'âge et les différences individuelles ; faible chez le fœtus ou l'enfant de moins d'un an, elle n'est que de 2-4 millimètres ; chez l'adulte, elle est de 15 millimètres en moyenne. Politzer conseille de s'arrêter à 5 ou 6 millimètres si on ne trouve aucune cavité ; cependant, Noltenius a trouvé l'antre à 20 millimètres et Schwartze et Chipault à 25 millimètres.

La position de l'antre est indiquée par des points de repère constants : 1° l'épine de Henle ; 2° avant que cette épine n'existe, le pôle supérieur de l'ellipse formée par le conduit.

Chez l'enfant, l'antre est très haut et est éloigné du facial.

Chez l'adulte, l'antre est plus bas derrière le conduit ; son extrémité inférieure en est séparée par le coude du facial.

De l'angle antéro-supérieur de l'antre part un conduit osseux : l'*aditus ad antrum*, faisant communiquer ce dernier avec l'oreille moyenne. Au seuil de l'aditus passe le nerf.

On peut se rendre compte des différents rapports du facial par des coupes horizontales faites à diverses hauteurs.

a) Une coupe horizontale passant par le bord supérieur du conduit auditif n'intéresse pas le facial. On le voit profondément situé ; son trajet est tracé sous forme de relief par l'aqueduc de Fallope sur la paroi interne de la caisse.

b) Sur une coupe passant par le milieu du conduit auditif, on le voit se mettre en rapport avec la paroi postérieure de ce conduit. Il ressort de ce rapport important qu'on doit éviter la partie antérieure de l'apophyse mastoïde, qui répond au bord postérieur du conduit dans ses deux tiers inférieurs. A ce niveau, en effet, le nerf facial répond à la paroi postérieure et court le risque d'être lésé.

II. — Connaissant le trajet du facial dans le rocher et ses différents rapports, nous allons voir à quel temps de l'opération le chirurgien est exposé à blesser ce nerf. L'évidement pétro-mastoïdien comprend quatre temps :

1er *temps. — Incision cutanée.* — On incise franchement la peau et le périoste juste dans le sillon rétro-auriculaire ; cette incision doit mesurer toute la hauteur de l'apophyse et se recourber au-dessous du pavillon.

2me. — *Dénudation du squelette.* — En quelques coups de rugine on dénude la région de l'apophyse et du conduit ; on a ainsi tout le champ opératoire à nu. On procède alors à l'hémostase.

3me. — *Recherche de l'antre et évidement de l'apophyse.* — L'antre, nous l'avons vu, occupe une position à peu près constante. Pour le trouver, on cherche avec l'ongle les repères osseux suivants : la ligne temporale, l'épine de Henle et le pourtour postérieur et supérieur du conduit osseux. Cela fait, on attaque l'os à la gouge et au maillet dans un carré d'environ un centimètre de côté, situé à 5 millimètres en arrière de la moitié supérieure du conduit, affleurant en haut à la crête sus-mastoïdienne. On tombe ainsi sur l'antre, que l'on curette et qu'on agrandit en bas.

Dans ce troisième temps le facial est rarement atteint ; une anomalie dans son trajet est le seul danger à redouter. Nous savons que, dans certains cas, l'aqueduc de Fallope est à peine séparé de l'antre par quelques cellules très friables. Maniant avec prudence la curette, si on n'empiète pas trop sur la partie antérieure de l'apophyse, on ne blessera pas le facial. Il est évident que cette complication se produira si on fait la trépanation de l'apophyse trop bas, en dessous de l'épine de Henle, et trop en avant quand on n'a pas laissé un espace de 5 millimètres entre le conduit auditif et la brèche osseuse.

4me. — *Ouverture de l'aditus et de l'attique.* — Après l'ouverture de l'antre, on est séparé habituellement du conduit par une épaisseur d'os assez notable. C'est une paroi qu'il est nécessaire de faire sauter pour réunir en une cavité unique toutes les cellules de l'oreille moyenne, y compris la caisse.

On introduit le protecteur de Stacke dans l'aditus ; le plat du protecteur est appliqué contre la paroi interne de l'aditus, son bord inférieur protège le facial contre les échappées.

On applique le ciseau bien perpendiculairement à l'os, et tangentiellement au pôle supérieur du conduit auditif. En quelques coups de maillet, on arrive jusqu'au protecteur.

Le trait supérieur une fois donné, on donnera le trait inférieur : le ciseau sera appliqué à la jonction du tiers supérieur avec les deux tiers inférieurs et sera dirigé obliquement en haut et en dedans. On fait sauter l'os et on termine en élargissant la brèche par l'abrasion en haut des angles qui surplombent. On extrait à la curette les masses fongueuses et le reste des osselets : on fait en un mot la toilette de la caisse.

Ce *quatrième temps*, le plus délicat, demande une surveillance très attentive de l'aide et une extrême précision de la part de l'opérateur.

La blessure du facial peut être provoquée par un défaut de surveillance de l'aide : au lieu de maintenir légèrement le manche du protecteur de Stacke, il pèse au contraire sur lui, le fait basculer et, avec le talon du bec, meurtrit le nerf situé au-dessous.

Quand l'opérateur fait sauter la paroi externe de l'aditus pour réunir en une cavité unique l'antre et l'oreille moyenne, il peut encore blesser le facial. Cette blessure est rarement le fait d'une maladresse. Les chirurgiens ont trop présents à leur esprit, les dangers auxquels ils sont exposés en cette région, pour commettre toute faute de technique opératoire. Ils n'ignorent pas qu'il faut attaquer le pont osseux à l'union des deux tiers inférieurs avec le tiers supérieur, et qu'on ne dépasse pas sans danger cette limite.

Mais ce qu'ils ne sauraient prévoir, c'est une anomalie dans le trajet du nerf. Cette malencontreuse coïncidence d'une opération sur un rocher anormal nous explique la cause de certaines paralysies, non imputables à l'opérateur.

L'épaisseur et la résistance de la paroi osseuse augmentent les difficultés de l'opération. La paroi externe de l'aditus peut éclater et une écaille comprimer et meurtrir le nerf.

La paroi externe enlevée, le massif osseux du facial forme un éperon au niveau de l'aditus, entre l'attique, la caisse et l'antre. Cet éperon osseux du facial est réduit pour surveiller l'antre par le conduit auditif externe. Pour cela on se sert d'un ciseau plat, très coupant, pour raboter peu à peu l'éperon. L'aide surveille la face à ce moment critique ; il faut agir avec une grande prudence et ne pas abraser plus bas que le seuil de l'aditus.

Toute tentative ayant pour but l'élargissement de la brèche osseuse vers le plancher, « aura fatalement pour » conséquence la section du nerf, qui à ce niveau com- » mence son trajet oblique. Il suffit de se rappeler que

» dans sa moitié inférieure, la portion descendante du » facial croise, au niveau de sa partie déclive, le plan pas- » sant par la membrane pour lui devenir externe (Broca) ».

Le curetage de l'antre et de l'aditus est le temps le plus périlleux de l'opération. Des observations qui précèdent, il résulte que c'est là une des causes les plus communes des lésions du facial. Ce qui semble le prouver, c'est l'amélioration rapide des paralysies consécutives, car, dans ces conditions, la section du nerf n'est jamais complète ; au contraire, il est rare de voir survenir cette amélioration, lorsque le nerf est coupé par la gouge.

Cette fréquence tient à deux causes :

1° *A la situation du facial et aux variétés anatomiques de cette région.* — Nous savons qu'en certains points, le nerf n'est séparé de la caisse que par l'épaisseur d'une mince lamelle osseuse, parfois même d'une fibro-muqueuse.

Ces points de faible résistance siègent surtout à l'union des parois postérieure et interne de l'oreille moyenne, en avant et au-dessous de l'orifice de l'aditus.

« A ce niveau, dit Broca, le canal du facial fait une légère » saillie d'autant plus appréciable qu'en avant d'elle se » trouve un *infundibulum* de la fenêtre ovale ; la curette, » après avoir rencontré le promontoire, tombe dans cet » *infundibulum* et accroche la saillie du canal. Or, cette » saillie correspond au point où la paroi du nerf est le » plus mince et parfois même incomplète. »

2° *Aux lésions des parois osseuses.*— Les suppurations de l'oreille modifient profondément la constitution des parties qu'elles baignent. Les parois osseuses érodées et amincies n'offrent plus aucune résistance. Le mur de séparation de l'oreille moyenne et des cellules mastoïdiennes peut être détruit (cas de Stewart, observ. II) ; des séquestres se forment. La curette enlevant ces séquestres met à nu le facial et le déchire de son bord tranchant.

Une névrite survient, et consécutivement une paralysie, qui apparaît au bout de 24 ou 48 heures.

Cette complication est ici la règle, et se produit malgré les précautions du chirurgien. Que faire en pareille circonstance ? se demande avec juste raison Stewart. — « Devons-nous laisser les granulations et les parties nécrosées en place et courir le risque d'une infection intra-crânienne ? ou bien, devons-nous tenter l'ablation de ces parties et risquer la blessure du facial ? A mon avis, c'est cette dernière ligne de conduite qu'il faut choisir, le danger de l'infection intra-crânienne étant le plus grand. » Avec Stewart, nous pensons que la paralysie est inévitable, quand la gravité des lésions et des complications est telle qu'il faut sacrifier le nerf pour remplir l'indication principale.

Après le curetage de l'oreille moyenne, le chirurgien enlève parfois ce qui reste du marteau et de l'enclume ; il peut, dans ce cas, tirailler la corde du tympan et déchirer quelques fibres du facial. Castex a eu un fait de ce genre, au cours d'une intervention autre, il est vrai, que l'évidement ; mais cet accident peut se produire dans les deux cas. Voici son observation (*Clinique laryngologie de la Faculté,* de 1899, du Dr Castex) : « Femme, 53 ans. Sclérose de la caisse avec bourdonnements insupportables. J'enlève le marteau avec le serre-nœud de Blacke. Il n'y avait pas eu d'incidents au cours de cette intervention, et néanmoins l'opérée se réveille avec une paralysie faciale. J'ai cru devoir admettre qu'en enserrant le marteau, *j'avais pris la corde du tympan qui avait tiraillé et sans doute déchiré quelques fibres du tronc facial.* Guérison en neuf mois, mais incomplète.

III. — *Les lésions* du facial sont très variables ; on y rencontre tous les degrés, depuis la simple compression jusqu'à la section complète du nerf. Elles se traduisent par une hémiplégie faciale, dont la gravité et la durée sont en raison directe de la lésion. Le plus souvent, la paralysie faciale résulte d'une section du facial produite directement par la gouge ou la curette. La section est ordinairement incomplète, quelques fibres seulement sont intéressées. La régénérescence se fait en quelques semaines et les troubles de la face disparaissent.

La section complète, au contraire, est assez rare ; nous n'en avons rencontré aucun cas bien net. La paralysie consécutive est considérée comme incurable, car la dégénérescence des fibres nerveuses est la règle.

La section complète du facial est ordinairement provoquée par la gouge quand on fait la trépanation de la mastoïde trop en avant, ou qu'on empiète trop bas en faisant sauter la paroi externe de l'aditus. Elle siège dans la portion descendante.

La curette produit les sections incomplètes et atteint la portion horizontale du nerf.

La simple compression du facial dans son trajet intrapétreux suffit à expliquer certaines paralysies.

Au cours de l'intervention, dans l'aqueduc atteint par l'ostéite, un épanchement peut se faire et comprimer le nerf. Une névrite s'ensuit et, consécutivement, des troubles de la motilité et de la sensibilité dans le territoire qu'il innerve.

De même, sous l'influence d'un traumatisme opératoire,

le périoste de l'os s'enflamme et rétrécit ainsi la lumière de l'aqueduc.

Section complète ou incomplète du facial et compression par épanchement sanguin ou périostite, provoquant une névrite, telles sont les lésions qui produisent les paralysies faciales opératoires, dont nous allons esquisser les caractères.

ÉTUDE CLINIQUE

L'étude des symptômes des paralysies faciales opératoires ne présente, au point de vue qui nous intéresse, qu'un intérêt tout à fait secondaire. Sauf quelques légères variétés, elles ont toutes les mêmes caractères généraux. Ce qui nous intéresse davantage, c'est leur mode d'apparition et leur évolution.

Et d'abord, à quel moment apparaît la paralysie? Deux cas peuvent se présenter :

a) Elle peut *être immédiate*, survenir au cours de l'intervention. L'opération est terminée, rien d'anormal n'a attiré l'attention du chirurgien, mais quand on découvre la face du malade, on s'aperçoit que ses traits sont déviés du côté sain. C'est le cas de notre malade (obs. I), de celle de Stewart (obs. II), de Castex (obs. III).

b) Elle peut *être tardive* ; il des cas, en effet, où la paralysie n'est apparue qu'un temps plus ou moins éloigné de l'opération, et varient d'un jour à quelques semaines. Certains prodromes, signes précurseurs de la paralysie, indiquaient que le facial avait souffert au cours de l'évidement. La jeune opérée de l'observation IV n'a vu survenir sa paralysie qu'un jour après l'intervention; celle d'Urbanstchisth (obs. V), quelques semaines après ; chez cette dernière, une hémiparésie faciale précéda la paralysie.

SYMPTÔMES. — La paralysie faciale peut être partielle ou totale.

Partielle, elle n'intéresse que le groupe musculaire innervé par les fibres ou le filet nerveux sectionnés. Nous n'avons recueilli qu'un seul cas de ce genre ; chez l'opérée de Castex (obs. III), le facial inférieur seul était atteint, les muscles frontal et orbiculaire des paupières étaient indemnes.

Le plus souvent l'hémiplégie de la face *est totale*, c'est-à-dire étendue au facial supérieur et inférieur.

Le caractère le plus frappant de la paralysie, c'est la déviation des traits. Les muscles du côté sain, privés de leurs antagonistes, attirent à eux la peau, à la face profonde de laquelle ils s'insèrent. La moitié du front est immobile ; les rides du côté paralysé ont disparu.

L'œil est larmoyant, et, par suite de la paralysie du muscle de Horner, les larmes coulent le long de la joue. Les paupières supérieure et inférieure ne peuvent arriver au contact et laissent à découvert une partie du globe oculaire, exposé de ce fait à certaines complications.

Les mouvements des lèvres sont abolis du côté atteint, et le malade ne peut ni siffler ni rire.

Les aliments s'accumulent entre l'arcade dentaire et la joue flasque, par suite de l'inertie du muscle buccinateur.

Une salivation abondante, ayant pour cause la section ou l'excitation de la corde du tympan, est assez fréquente.

Les troubles du goût, que l'on observe parfois, n'existent pas chez notre malade. Elle perçoit les saveurs également des deux côtés de la langue.

Du côté de l'oreille, nous n'avons pas cette sensibilité anormale et douloureuse que l'on rencontre dans certains cas. Chez elle, les sons un peu forts ne provoquent aucune sensation désagréable, et l'ouïe est parfaitement conservée.

En aucun cas, pas même chez notre malade, dont la paralysie n'a pas été traitée au début, nous n'avons vu les troubles trophiques signalés par les auteurs : ni atrophie, ni contracture.

DIAGNOSTIC ET PRONOSTIC

En présence d'un malade atteint d'hémiplégie faciale opératoire, il faut rechercher le siège et la nature de la lésion.

a) *Siège de la lésion.* — Il suffit de se rapporter aux notions anatomiques pour savoir à quel groupe de symptômes doit appartenir une lésion siégeant à tel niveau :

1° Au trou stylo-mastoïdien, les muscles de la face sont seuls paralysés.

2° A la partie inférieure du canal de Fallope jusqu'au seuil de l'aditus il existe en plus : de la paralysie des muscles auriculaire, occipital, ainsi que des troubles du goût et de la sécrétion salivaire.

3° A la partie moyenne du canal de Fallope, allant du seuil de l'aditus au ganglion géniculé, il y a en outre de la douleur dans l'audition, par paralysie du muscle de l'étrier.

4° Au niveau du ganglion géniculé, la paralysie du voile du palais s'ajoute aux symptômes précédents.

5° Au-dessus du ganglion géniculé, tous les troubles précédents se montrent, sauf les muscles de la gustation.

Bien entendu cette description est un peu schématique, une section incomplète du nerf pouvant se traduire par des symptômes très divers. Il faut tenir compte, non seulement des filets nerveux sectionnés, mais encore des lésions inflammatoires consécutives du nerf. La localisation précise de la lésion est, de ce fait, parfois assez difficile à préciser.

Le siège habituel des lésions du facial paraît être au seuil de l'aditus ; il est moins fréquent dans la portion descendante de l'aqueduc, voisine des cellules mastoïdiennes et de la paroi postérieure du conduit auditif.

b) *Nature de la lésion.*— Le diagnostic de la nature de la lésion nous est fourni par l'examen électrique. Quand les réactions des muscles sont normales, on peut dire que le nerf est légèrement atteint ; tout se borne à quelques filets nerveux meurtris, ou une compression du nerf dans son trajet.

Si le facial est atteint dans sa continuité, des réactions, bien différentes de celles que l'on rencontre dans l'excitation neuro-musculaire normale, se produisent et constituent ce que Erb a appelé la réaction de dégénérescence. Voici en quoi consiste cette réaction de dégénérescence.

Pendant les deux premières semaines qui suivent l'accident, la courbe de faradisation diminue peu à peu. Vers la troisième semaine, la partie paralysée n'est plus excitable par le courant interrompu.

Autre est la courbe de galvanisation : elle suit parallèlement la courbe faradique pendant la première quinzaine ; puis, après la troisième semaine, quand les courants interrompus sont impuissants, la réaction galvanique s'exagère, dépasse la normale et atteint son maximum lorsque la réaction faradique est à son minimum. Deux cas se présentent : ou le nerf ne se régénère pas, ou il se régénère. Dans la première alternative, la courbe galvanique s'abaisse peu à peu, arrive à la normale et tombe jusqu'à ce que la réaction soit nulle : la contractilité des muscles est à tout jamais perdue. Dans la seconde alternative, à mesure que les tubes nerveux se reconstituent, l'excitabilité galvanique diminue, et les deux courbes se rencontrent lorsque l'une et l'autre ont atteint l'excitabilité normale.

Ce qui est plus important à connaître ce sont les modifications survenues dans la nature et la qualité de la contraction musculaire ; elles consistent dans l'inversion de la formule d'excitation du courant galvanique. A l'état normal, on observe, à la fermeture du courant, une contraction beaucoup plus forte avec le pôle négatif, qu'avec le pôle positif.

Dans le cas de dégénérescence, on constate, au contraire, ou bien une égalité de l'excitation de fermeture des deux pôles, placés alternativement sur le muscle, ou bien une valeur plus grande du pôle positif.

On observe enfin des modifications dans la forme même de la contraction :

1° Au moment de la fermeture du courant la contraction n'apparaît pas de suite, il y a un retard beaucoup plus grand qu'à l'état normal.

2° La contraction au lieu d'être brusque est lente.

3° On observe une persistance beaucoup plus grande de la contraction pour une même durée d'excitation.

4° La fatigue est beaucoup plus précoce et lorsque l'excitation dure un certain temps, on voit le muscle s'épuiser beaucoup plus facilement que lorsque le muscle est normal.

Telle est exposée la réaction de dégénérescence de Erb; elle présente une grande importance au point de vue pronostic.

C'est ainsi qu'on peut diviser les paralysies faciales en trois groupes :

1° S'il y a simple diminution des courants faradiques et galvaniques sans inversion de la formule, on a affaire à un cas bénin.

2° S'il y a abolition des courants faradiques et simple augmentation de la réaction galvanique, la guérison sera plus longue.

3° Si enfin il y a réaction de dégénérescence complète, le cas est grave surtout lorsque la réaction galvanique disparaît après une période d'augmentation d'intensité.

L'examen électrique pratiqué chez notre malade donne les résultats suivants : « Les orbiculaires des lèvres et des paupières sont un peu moins excitables à gauche qu'à droite tant par les courants galvaniques que faradiques. Les contractions de ces muscles sont un peu moins rapides à gauche ; il y a donc quelques traces de dégénérescence partielle. Le pronostic doit être réservé. »

La guérison surviendra-t-elle à la longue, sera-t-elle complète, ne laissant subsister aucune trace de paralysie? Il est bien difficile de le dire.

On peut cependant prévoir, d'après les légères améliorations survenues, que ce traitement donnera quelques résultats assez appréciables.

Dans l'observation II l'électro-diagnostic indique une diminution de la contractilité électrique aux deux sortes de courants et non accompagnée de secousses lentes ni d'inversion polaire, ce qui exclut l'idée de dégénérescence et qui permet de porter un pronostic favorable. La guérison survenue dans l'espace de deux mois a confirmé cette heureuse prévision.

De même, dans l'observation III, l'examen électrique permet de pronostiquer une guérison pour un temps plus ou moins éloigné. Au bout d'un an, en effet, rien ne subsiste de la paralysie.

Ces observations nous montrent que l'électro-diagnostic a une grande importance, puisqu'il permet de préciser l'évolution probable des lésions du facial.

Le *pronostic* dépend de la nature des lésions. Quand la section du facial est complète, la paralysie est définitive, elle est incurable, ou du moins considérée jusqu'à maintenant comme telle. C'est dans ces cas, ainsi que nous le verrons plus loin, qu'on peut tenter le traitement chirurgical, l'électricité n'ayant aucune action.

Nous pouvons affirmer, au contraire, que la guérison est presque toujours la règle, quand la section est incomplète.

Les fibres, sectionnées le plus souvent par la curette et dans la portion horizontale du nerf facial, se régénèrent ; au bout d'un temps variable, la face reprend sa physionomie normale, il ne reste plus trace de la paralysie.

Sur 7 cas de paralysies faciales opératoires que nous rapportons, 5 ont guéri dans un délai de 2 à 13 mois.

Restent le cas de Stewart dont nous ignorons l'évolution et celui de notre malade. Chez cette dernière, la paralysie a été abandonnée pendant deux ans à elle-même, aucun traitement n'a été mis en œuvre. Aussi le pronostic est-il très réservé ; cependant la faible amélioration du côté du facial supérieur, survenue à la suite du traitement électrique commencé le 15 janvier 1903, laisse quelque espoir de guérison.

En résumé, l'évolution heureuse de la plupart des paralysies faciales opératoires vers la guérison, nous prouve que les lésions du nerf sont généralement bénignes. Malgré cela, toutes les précautions opératoires seront prises, pour éviter toute blessure du facial.

PROPHYLAXIE

De l'étiologie des paralysies faciales résultent nécessairement des précautions à prendre pour ne pas léser le nerf. Connaissant les dangers on saura les éviter.

Comme pour toute opération, il faut être bien outillé ; outre des bistouris, rugines, maillet, ciseaux écarteurs, pinces, dont on se sert communément, trois instruments sont ici nécessaires et, pour ainsi dire, spéciaux à cette opération. Ce sont :

a) *Un protecteur de Stacke*, que l'on introduit dans l'aditus après avoir ouvert l'antre ; il protège le facial contre les échappées du ciseau.

b) Deux fines gouges, l'une mesurant 1 centimètre de largeur et l'autre 5 millimètres. On fera usage de cette dernière chez les enfants de moins de 10 ans.

c) Une curette, petite, creuse, solide et tranchante, qui remplacera le ciseau et le maillet chez le tout jeune enfant.

Voici maintenant quelles sont les précautions que doit prendre le chirurgien ; elles sont un peu différentes suivant qu'il opère sur un adulte ou un enfant.

Chez l'adulte, après avoir recherché l'antre au point d'élection, que nous avons indiqué plus haut, si on ne le trouve pas à 1 centimètre de profondeur, il faut se méfier :

on transformera le carré d'attaque en entonnoir. « on burinera en haut, en avant et en dedans vers la région de l'aditus » ; on se servira pour cela du petit ciseau de 5 millimètres.

Chez l'enfant au-dessous de 15 ans et surtout de 10 ans, on se servira exclusivement des petits ciseaux. Le carré d'attaque ayant 5 millimètres de côté, au lieu de 1 centimètre comme chez l'adulte, sera situé à 3 millimètres seulement en arrière du conduit. On aura soin de marteler avec prudence, à petits coups bien secs, sur un ciseau bien maintenu, car l'os est facile à pénétrer.

Chez les tout jeunes enfants, par suite de la mince épaisseur de la corticale, l'abcès mastoïdien s'ouvre la plupart du temps à l'extérieur. Dans ce cas, au lieu d'employer le ciseau et le maillet, on se servira de la curette et on mettra l'antre facilement à nu.

Le quatrième temps, ainsi que nous l'avons vu, est le plus dangereux. On peut blesser le facial :

a) En faisant sauter la paroi externe de l'aditus. La résection du massif osseux ne sera pas faite en profondeur plus bas que le seuil de l'aditus, indiqué par le bord inférieur du protecteur de Stacke. Pour mieux surveiller la caisse, on peut, sans inconvénient, donner à la brèche ainsi formée une largeur plus considérable dans sa partie externe.

b) En régularisant l'éperon du facial ; il faut tenir le ciseau toujours parallèle à l'attique et avancer à petits coups.

Pendant tout ce temps, il importe d'y voir clair, car on doit manier le ciseau à 1 centimètre près. C'est ici, dit Broca, que rend de grands services la compression temporaire, avec des mèches de gaze sèche. Ces mèches sont tamponnées très serré avec la pointe du ciseau dans la cavité ; on éponge, à la surface, le liquide avec un tampon ordinaire. Puis avec la main gauche, qui n'a pas lâché le maillet, on retire la mèche dont un bout dépasse ; ou bien on l'énucléé avec le ciseau, manié comme une curette. Pendant quelques instants on a sous l'œil une cavité nette, où l'on peut appliquer le ciseau avec la plus grande précision voulue.

En curetant l'attique, il faut agir très doucement et prendre garde aux caries pariétales.

Pendant que l'opérateur fait sauter la paroi externe de l'aditus, l'aide doit surveiller le malade. Si des spasmes font contracter la moitié de la face, il faut agir avec prudence, car ils indiquent que le facial est touché par l'instrument, mais ne signifient pas qu'il sera paralysé. Dans ce cas, s'abstenir d'introduire tout liquide caustique dans la plaie ; ne pas tamponner trop serré de peur de comprimer le nerf.

TRAITEMENT

Le traitement des paralysies faciales varie suivant la lésion qui les a produites. Dans le cas de section incomplète, le traitement électrique sera mis en œuvre. On essaiera, au contraire, le traitement chirurgical si les muscles du côté paralysé présentent à l'électro-diagnostic tous les signes de dégénérescence avec inversion de la formule. Autrement dit, le traitement chirurgical trouve son indication dans les cas de section complète du facial.

I. — Traitement électrique

Le traitement électrique doit remplir deux buts :

1° Entretenir la nutrition du muscle et l'empêcher de s'atrophier ;

2° Réveiller sa tonicité, son excitabilité nerveuse et sa contractilité volontaire.

L'électricité agit directement en stimulant l'irritabilité propre du muscle et du nerf. Il n'est pas nécessaire que le courant amène une contraction pour qu'il agisse sur la nutrition. Elle peut agir encore d'une manière réflexe par l'excitation du trijumeau. En effet, toute excitation énergique des branches faciales de la cinquième paire produit une excitation centrifuge dans le tronc du facial.

Quand doit-on commencer le traitement ?

En règle générale, on doit électriser le plus tôt possible, à cause des troubles trophiques pouvant survenir. Ce n'est cependant pas la conduite qui a été suivie pour notre malade ; sa paralysie faciale a été abandonnée à elle-même pendant près de deux ans, et cependant nous n'avons remarqué aucun trouble trophique.

Quelle est la technique à employer ?

On emploie les courants continus, courants galvaniques, dans les cas graves, où la contracture commence à se manifester dans les muscles paralysés.

Les courants interrompus trouvent leur indication dans les cas bénins, où la paralysie est peu marquée.

Voici le traitement mis en œuvre pour notre malade, et que nous devons à l'obligeance de M. Vidal, préparateur du service d'électrothérapie.

Le traitement électrique de la paralysie faciale consiste en galvanisation rythmée et en faradisation légère des muscles intéressés.

Pour la galvanisation rythmée, on applique une électrode positive à la nuque. Cette électrode est constituée par une plaque métallique recouverte de peau de chamois. La deuxième électrode (négative) est représentée par un petit rouleau que l'on promène à la surface de la région malade. L'intensité du courant employé est de 10 milliampères ; le temps pendant lequel on le fait passer est de 10 minutes.

On se sert pour la faradisation de l'appareil à chariot ordinaire, muni d'un trembleur lent.

On excite très légèrement les muscles atteints, c'est-à-dire qu'on emploie seulement l'intensité qui suffit à provoquer la contraction. La durée de la faradisation est de 5 à 10 minutes.

Depuis l'application thérapeutique des courants de haute fréquence, on les utilise souvent pour remplacer la galvanisation. Dans ce cas, on relie un pôle du salenoïde de haute fréquence à une plaque métallique que l'on applique sur la nuque ; l'autre pôle est relié à une deuxième plaque métallique qui se moule sur la joue.

L'intensité varie de 300 à 400 milliampères. La durée du passage du courant est de 10 à 15 minutes

Les premiers effets du traitement se manifestent par le retour progressif de la puissance tonique dans les muscles paralysés : la commissure se relève, l'ouverture des paupières revient à l'état normal. Voici, d'après Duchenne de Boulogne, l'ordre dans lequel les muscles reviennent : le buccinateur est le premier à recouvrer sa contractilité ; puis viennent le grand et le petit zygomatiquas, l'élévateur commun de l'aile du nez et de la lèvre supérieure, les muscles de la houppe du menton, les orbiculaires des lèvres et des paupières, le frontal, le sourcilier.

Le retour de la tonicité musculaire doit être surveillé avec soin, car c'est à ce moment que peut débuter la contracture ; il faut faire attention aux signes précurseurs annonçant son arrivée.

D'après Duchenne, ces signes sont :

1° Un spasme qui survient dans un muscle paralysé de la face sous l'influence d'une excitation artificielle, est un symptôme précurseur de la contracture de ce muscle.

2° Il en est de même du retour rapide de la force tonique dans un muscle paralysé et privé de la contractilité électrique.

3° Un muscle qui reprend sa tonicité dans un ordre qui n'est pas habituel, doit mettre le médecin en éveil et faire craindre une contracture.

Pour éviter cette complication, il faut agir avec beaucoup de précautions; aussitôt que la tonicité commencera à revenir, il faudra cesser l'électrisation faradique rapide et n'employer que les courants à intermittences lentes, deux à trois par minute.

Tel est le traitement électrique que l'on peut employer dans les paralysies faciales, dues à une section incomplète du nerf.

II. — Traitement chirurgical

Quand le nerf a été complètement sectionné dans son trajet intra-pétreux, il s'ensuit, dans la moitié correspondante de la face, une paralysie contre laquelle l'électricité est impuissante. Jusqu'ici ces paralysies, considérées comme incurables, n'avaient pas été traitées.

On peut cependant essayer de les guérir, de redonner à ce masque impassible la vie et l'expression. C'est ce qu'ont tenté J.-L. Faure et Furet par une opération très rationnelle et scientifique.

Il est démontré aujourd'hui que tout nerf sectionné, s'il est suturé à ses deux extrémités, peut se régénérer. La suture peut être faite, directement en réunissant les deux tronçons par des fils de catgut, ou indirectement en missant les deux bouts central et périphérique par un conducteur qui servira de guide aux fibres régénérées.

On peut aussi, comme l'ont proposé Denonvilliers et Stiévant, anastomoser le bout périphérique du nerf coupé au tronc d'un nerf voisin intact, qu'on avive légèrement sur l'un de ses côtés.

Partant de ces idées, Faure et Furet ont voulu faire l'anastomose du tronc facial à sa sortie du rocher, avec la branche externe du spinal.

Ici, comme on ne peut pas suturer le tronc du facial sectionné au spinal avivé latéralement, on s'arrange pour suturer bout à bout, au tronc périphérique du facial, la branche externe du spinal, ou mieux encore sa branche trapézienne, que l'on coupe pour l'amener au contact du facial.

Dans ces conditions, on peut espérer que les tubes nerveux partis du bout central du spinal iront régénérer le bout périphérique du facial, permettre le rétablissement de la contractilité musculaire et guérir la paralysie.

Pour exécuter cette opération, il faut sectionner, comme nous venons de le voir, le facial à la sortie du trou stylomastoïdien. Il est évident qu'il ne faudra songer à faire cette opération que dans les cas où le facial sera certainement détruit, et où la paralysie pourra être considérée comme incurable. C'est dire qu'elle convient aux paralysies par section complète ou destruction du facial dans le rocher.

Le diagnostic précis de la lésion est donc indispensable ; cependant, si on avait quelque doute sur l'état du nerf, on pourrait tenter l'opération en *la modifiant* quelque peu.

Il faudrait, au lieu de sectionner le facial, le dissocier légèrement au point le plus commode : à l'endroit où, après avoir croisé la base de l'apophyse styloïde, il pénètre dans la carotide. On pourrait alors introduire dans les faisceaux dissociés du facial, ou plus simplement dans une boutonnière faite à la partie latérale, l'extrémité plus ou moins effilée de la branche trapézienne du spinal et l'y fixer par un point de suture.

Dans ce cas, si le facial n'est pas complètement détruit, on ne fera pas disparaître la chance qu'il peut avoir de se régénérer par lui-même. Et s'il est incapable de le faire, on permettra au cylindre-axe de la branche du spinal de se substituer aux fibres du facial, dans la gaine desquelles il se trouve.

Voici, en quelques lignes, *quelle est la technique de cette opération.* On fait une incision de 10 à 12 centimètres sur le bord antérieur du sterno-cléido-mastoïdien, qui est dégagé à la sonde cannelée. On va d'abord à la recherche du tronc du facial. L'apophyse styloïde est dénudée sur toute sa hauteur, après écartement de la parotide en avant et pincement de l'artère auriculaire. Le tronc du facial étant trouvé, on le fixe avec une pince de Kocher et on va à la recherche du spinal, qui est rencontré immédiatement à quelques centimètres au-dessous du point, où il pénètre dans le sterno-cléido-mastoïdien ; il est alors facile de dégager la branche trapézienne.

D'un coup de ciseau, cette branche est sectionnée au point où elle pénètre dans le muscle, et on l'avive avec le bout périphérique du facial.

Les deux extrémités nerveuses sont maintenues en contact par une suture faite avec un catgut, passé en anse au milieu des tubes nerveux.

Cette opération, pratiquée pour la première fois le 23 janvier 1898, ne paraît pas avoir donné des résultats bien satisfaisants. Voici ce que dit M. Furet : « L'état de mon malade, opéré depuis neuf mois, est stationnaire ;

c'est donc un insuccès, qui s'explique par ce fait que la lésion datait d'un an et demi. Toutefois, il ne s'ensuit pas qu'on ne puisse obtenir de bons résultats, lorsqu'on opère dans des conditions favorables, car la possibilité du traitement des paralysies par anastomose entre le bout central et le bout périphérique de deux nerfs différents mais de même nature, est un fait hors de doute. »

Cette opération, bien conduite, est à peu près inoffensive ; le seul danger qui existe, c'est la veine jugulaire, qu'on évitera avec quelques précautions.

Nous devons mentionner en dernier lieu le traitement des paralysies faciales *par la résection de l'aquéduc de Fallope.*

Cette opération serait indiquée dans les paralysies consécutives à une compression du nerf dans son canal. Elle suppose une connaissance parfaite de la région pétro-mastoïdienne et une très grande témérité de la part de l'opérateur.

La résection de l'aquéduc de Fallope a été pratiquée, en 1895, par Chipault et par le professeur Cozzolino. Ce dernier se sert d'une curette spéciale pour mettre à nu le nerf facial. Il faut agir avec une grande légèreté de main, et encore risque-t-on à tout instant de provoquer une lésion beaucoup plus grave que celle qui existe.

En résumé, cette opération expose à trop de dangers et ne saurait être conseillée.

CONCLUSIONS

I. — Le facial est blessé à cause de sa situation anatomique, de ses rapports avec l'antre et l'oreille moyenne, et de son trajet parfois anormal.

II. — Le facial est blessé : *a)* quand on fait la trépanation de la mastoïde trop près du conduit auditif externe ; *b)* quand on fait sauter la paroi externe de l'aditus ; *c)* dans la régularisation défectueuse de l'éperon du facial ; *d)* dans le curetage brutal de la caisse, de l'aditus et de la mastoïde.

III. — Les lésions qui en résultent sont très variables ; on y trouve tous les *degrés* : section *complète* du nerf, rare ; section *incomplète*, très fréquente ; simple compression du nerf dans son trajet par une écaille osseuse, un épanchement sanguin, ou une ostéo-périostite de l'aqueduc.

IV. — Le siège le plus fréquent de ces lésions est situé dans la portion horizontale du canal de Fallope, au seuil de l'aditus.

V. — La conséquence de ces lésions est une paralysie faciale totale ou partielle.

VI. — Le pronostic est généralement bénin dans les cas de section incomplète : la guérison survient dans un délai de 3 à 13 mois. Il est grave quand le nerf est complètement sectionné : la paralysie persiste définitivement.

VII. — Le traitement électrique donne d'excellents résultats. Le traitement chirurgical, employé pour les sections complètes, ne paraît pas avoir donné de brillants résultats.

BIBLIOGRAPHIE

BRIEGER. — 66me Réunion des médecins allemands. Vienne, 1891.

A. BROCA. — Opération sur l'apophyse mastoïde au Congrès de chirurgie, 1891.

A. BROCA. — Chirurgie opératoire sur l'oreille moyenne.

— Anatomie chirurgicale et médecine opératoire de l'oreille moyenne (monographies cliniques, 15 avril 1901).

BROCA et MAUBRAC. — Traité de chirurgie cérébrale. Paris, 1891.

CASTEX. — Paralysies faciales opératoires. Causes et suites. Société laryngologie otologie, séance 10 novembre 1899.

CHAPUT. — Revue internationale de Rhinologie, 10 mars 1893.

CHIPAULT. — Société anat., nov. 1888.

COZZOLINO. — La Chirurgia del canale di Fallopia nelle paralysie faciale otitiche. Arch. ital. di otolog. Turino, 1897.

DALEINE. — Paralysies faciales otitiques. Thèse Paris, 1895.

DUPLAY. — Trépanation de la mastoïde, 1889.

— Archives générales de médecine, 1888.

FAURE. — Traitement de la paralysie faciale par l'anastomose spino-faciale. Semaine médicale 1898, page 426.

GELLÉ. — Du massif osseux du facial et de ses lésions (Annales, maladies, oreille et larynx, janvier 1891).

A. INNES. — Traumatic facial paralysis, treated by constant current: recovery. Brit. med Journ. London, 1896.

JOYE. — Topographie du facial et ses relations avec les cellules mastoïdiennes. Dublin, 1899.

JOURDANET. — Thèse Lyon, juillet 1891.

LERMOYEZ. — Rhin. otol. Laryng., Paris, 1891.

LUBET-BARBON. — Arch. intern. de laryngol., septembre 1893.

Malherbe. — De l'évidement pétro-mastoïdien (Thèse Paris, 1895).
Mignon. — Complication des otites.
Moure. — Traitement de quelques paralysies faciales otitiques. Archiv. intern. de laryngol., Paris, 1898.
Noltenius. — Considérations anatomiques sur la trépanation de l'apophyse mastoïde.
Otto-Körner. — Arch. für ohrenh ; Bordeaux XXVII ; Heft 2 et 3.
Poirrier. — Topographie crânio-encéphalique. Paris, 1891.
Politzer. — Annales des maladies de l'oreille, 1892, XVIII.
— 1re Réunion des otologistes autrichiens, 28 juin 1896.
Ricard. — Gazette des hôpitaux, 23 février 1889.
Rivière et Stievant. — Congrès chirurgie. Paris, 1896.
A. Robin. — Med. mod. 1891.
E. de Rosi. — Annales des maladies de l'oreille et du larynx, 1889.
Sanger et Sick. — Deutsche med. Wochenschr., 1890, n° 10.
Schwartze. — Arch. of otol., n° 2, vol. XXII.
Simon Paul. — Revue médicale de l'Est, 15 juin 1890.
Stewart-R. — Blessures du facial au cours de l'évidement pétro-mastoïdien (The Brit. med., journ. 1898, page 122).
Stacke. — Arch. für ohrenh. Bd. XXXI, 1881.
Trautmann. — Guide pour les opérations sur le conduit auditif.
Urbantschitsch. — Société Rhin. Vienne, 30 nov. 1897. Cas de paralysie faciale.
Weisstmann. — Thèse Paris, 1893.

SERMENT

En présence des Maîtres de cette École, de mes chers condisciples, et devant l'effigie d'Hippocrate, je promets et je jure, au nom de l'Être suprême, d'être fidèle aux lois de l'honneur et de la probité dans l'exercice de la Médecine. Je donnerai mes soins gratuits à l'indigent, et n'exigerai jamais un salaire au-dessus de mon travail. Admis dans l'intérieur des maisons, mes yeux ne verront pas ce qui s'y passe; ma langue taira les secrets qui me seront confiés, et mon état ne servira pas à corrompre les mœurs ni à favoriser le crime. Respectueux et reconnaissant envers mes Maîtres, je rendrai à leurs enfants l'instruction que j'ai reçue de leurs pères.

Que les hommes m'accordent leur estime si je suis fidèle à mes promesses! Que je sois couvert d'opprobre et méprisé de mes confrères si j'y manque!

www.ingramcontent.com/pod-product-compliance
Ingram Content Group UK Ltd.
Pitfield, Milton Keynes, MK11 3LW, UK
UKHW020215200726
13856UKWH00004B/1414

9 782011 286802